U0273765

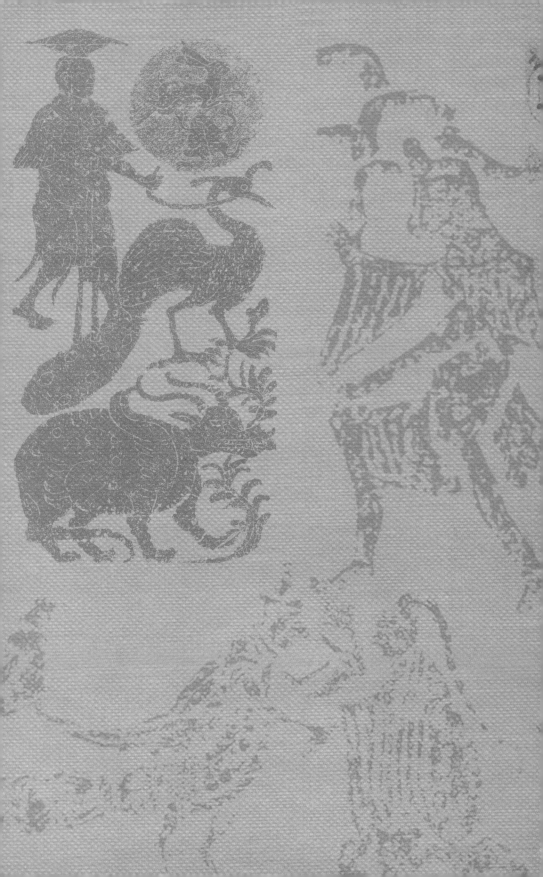

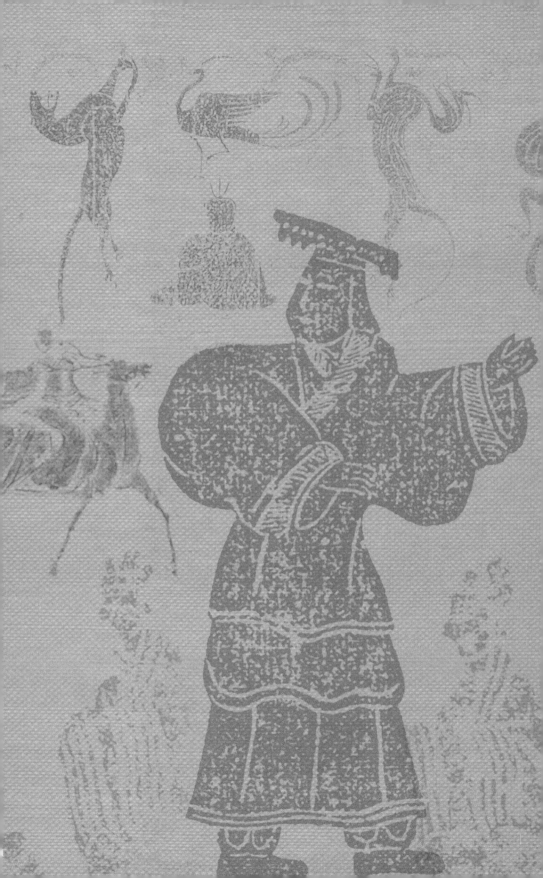

中国古医籍整理丛书

重订诊家直诀

清·周学海　著

石历闻　肖海军　徐　燕　校注

中国中医药出版社

·北　京·

图书在版编目（CIP）数据

重订诊家直诀/（清）周学海著；石历闻，肖海军，徐燕校注.—北京：中国中医药出版社，2015.12（2021.3重印）

（中国古医籍整理丛书）

ISBN 978-7-5132-3008-7

Ⅰ.①重… Ⅱ.①周… ②石… ③肖… ④徐… Ⅲ.①脉学-中国-清代 Ⅳ.①R241.1

中国版本图书馆 CIP 数据核字（2015）第 298594 号

中 国 中 医 药 出 版 社 出 版

北京经济技术开发区科创十三街 31 号院二区 8 号楼

邮政编码 100176

传真 010 64405721

廊坊市祥丰印刷有限公司印刷

各地新华书店经销

*

开本 710×1000 1/16 印张 4.75 字数 24 千字

2015 年 12 月第 1 版 2021 年 3 月第 2 次印刷

书 号 ISBN 978-7-5132-3008-7

*

定价 15.00 元

网址 www.cptcm.com

如有印装质量问题请与本社出版部调换（010-64405510）

版权专有 侵权必究

社长热线 010 64405720

购书热线 010 64065415 010 64065413

微信服务号 zgzyycbs

书店网址 csln.net/qksd/

官方微博 http：//e.weibo.com/cptcm

淘宝天猫网址 http：//zgzyycbs.tmall.com

国家中医药管理局
中医药古籍保护与利用能力建设项目
组织工作委员会

主 任 委 员 王国强

副 主 任 委 员 王志勇　李大宁

执 行 主 任 委 员 曹洪欣　苏钢强　王国辰　欧阳兵

执行副主任委员 李　昱　武　东　李秀明　张成博

委　　　　　员

各省市项目组分管领导和主要专家

 （山东省）武继彪　欧阳兵　张成博　贾青顺

 （江苏省）吴勉华　周仲瑛　段金廒　胡　烈

 （上海市）张怀琼　季　光　严世芸　段逸山

 （福建省）阮诗玮　陈立典　李灿东　纪立金

 （浙江省）徐伟伟　范永升　柴可群　盛增秀

 （陕西省）黄立勋　呼　燕　魏少阳　苏荣彪

 （河南省）夏祖昌　刘文第　韩新峰　许敬生

 （辽宁省）杨关林　康廷国　石　岩　李德新

 （四川省）杨殿兴　梁繁荣　余曙光　张　毅

各项目组负责人

 王振国（山东省）　王旭东（江苏省）　张如青（上海市）

 李灿东（福建省）　陈勇毅（浙江省）　焦振廉（陕西省）

 蔡永敏（河南省）　鞠宝兆（辽宁省）　和中浚（四川省）

项目专家组

顾　问　马继兴　张灿玾　李经纬

组　长　余瀛鳌

成　员　李致忠　钱超尘　段逸山　严世芸　鲁兆麟

　　　　郑金生　林端宜　欧阳兵　高文柱　柳长华

　　　　王振国　王旭东　崔　蒙　严季澜　黄龙祥

　　　　陈勇毅　张志清

项目办公室（组织工作委员会办公室）

主　任　王振国　王思成

副主任　王振宇　刘群峰　陈榕虎　杨振宁　朱毓梅

　　　　刘更生　华中健

成　员　陈丽娜　邱　岳　王　庆　王　鹏　王春燕

　　　　郭瑞华　宋咏梅　周　扬　范　磊　张永泰

　　　　罗海鹰　王　爽　王　捷　贺晓路　熊智波

秘　书　张丰聪

前　言

　　中医药古籍是传承中华优秀文化的重要载体，也是中医学传承数千年的知识宝库，凝聚着中华民族特有的精神价值、思维方法、生命理论和医疗经验，不仅对于传承中医学术具有重要的历史价值，更是现代中医药科技创新和学术进步的源头和根基。保护和利用好中医药古籍，是弘扬中国优秀传统文化、传承中医学术的必由之路，事关中医药事业发展全局。

　　1949 年以来，在政府的大力支持和推动下，开展了系统的中医药古籍整理研究。1958 年，国务院科学规划委员会古籍整理出版规划小组在北京成立，负责指导全国的古籍整理出版工作。1982 年，国务院古籍整理出版规划小组召开全国古籍整理出版规划会议，制定了《古籍整理出版规划（1982—1990）》，卫生部先后下达了两批 200 余种中医古籍整理任务，掀起了中医古籍整理研究的新高潮，对中医文化与学术的弘扬、传承和发展，发挥了极其重要的作用，产生了不可估量的深远影响。

　　2007 年《国务院办公厅关于进一步加强古籍保护工作的意见》明确提出进一步加强古籍整理、出版和研究利用，以及

"保护为主、抢救第一、合理利用、加强管理"的方针。2009年《国务院关于扶持和促进中医药事业发展的若干意见》指出，要"开展中医药古籍普查登记，建立综合信息数据库和珍贵古籍名录，加强整理、出版、研究和利用"。《中医药创新发展规划纲要（2006—2020)》强调继承与创新并重，推动中医药传承与创新发展。

2003~2010年，国家财政多次立项支持中国中医科学院开展针对性中医药古籍抢救保护工作，在中国中医科学院图书馆设立全国唯一的行业古籍保护中心，影印抢救濒危珍本、孤本中医古籍1640余种；整理发布《中国中医古籍总目》；遴选351种孤本收入《中医古籍孤本大全》影印出版；开展了海外中医古籍目录调研和孤本回归工作，收集了11个国家和2个地区137个图书馆的240余种书目，基本摸清流失海外的中医古籍现状，确定国内失传的中医药古籍共有220种，复制出版海外所藏中医药古籍133种。2010年，国家财政部、国家中医药管理局设立"中医药古籍保护与利用能力建设项目"，资助整理400余种中医药古籍，并着眼于加强中医药古籍保护和研究机构建设，培养中医古籍整理研究的后备人才，全面提高中医药古籍保护与利用能力。

在此，国家中医药管理局成立了中医药古籍保护和利用专家组和项目办公室，专家组负责项目指导、咨询、质量把关，项目办公室负责实施过程的统筹协调。专家组成员对古籍整理研究具有丰富的经验，有的专家从事古籍整理研究长达70余年，深知中医药古籍整理研究的重要性、艰巨性与复杂性，履行职责认真务实。专家组从书目确定、版本选择、点校、注释等各方面，为项目实施提供了强有力的专业指导。老一辈专家的学术水平和智慧，是项目成功的重要保证。项目承担单位山东中医药大学、南京中医药大学、上海中医药大学、福建中医药大学、浙江省中医药研究院、陕西省中医药研究院、河南省中医药研究院、辽宁中医药大学、成都中医药大学及所在省市中医药管理部门精心组织，充分发挥区域间互补协作的优势，并得到承担项目出版工作的中国中医药出版社大力配合，全面推进中医药古籍保护与利用网络体系的构建和人才队伍建设，使一批有志于中医学术传承与古籍整理工作的人才凝聚在一起，研究队伍日益壮大，研究水平不断提高。

本着"抢救、保护、发掘、利用"的理念，该项目重点选择近60年未曾出版的重要古医籍，综合考虑所选古籍的保护价值、学术价值和实用价值。400余种中医药古籍涵盖了医经、基础理论、诊法、伤寒金匮、温病、本草、方书、内科、外科、女科、儿科、伤科、眼科、咽喉口齿、针灸推拿、养生、医案医话医论、医史、临证综合等门类，跨越唐、宋、金元、明以迄清末。全部古籍均按照项目办公室组织完成的行业标准《中医古籍整理规范》及《中医药古籍整理细则》进行整理校注，绝大多数中医药古籍是第一次校注出版，一批孤本、稿本、抄本更是首次整理面世。对一些重要学术问题的研究成果，则集中收录于各书的"校注说明"或"校注后记"中。

"既出书又出人"是本项目追求的目标。近年来，中医药古籍整理工作形势严峻，老一辈逐渐退出，新一代普遍存在整理研究古籍的经验不足、专业思想不坚定等问题，使中医古籍整理面临人才流失严重、青黄不接的局面。通过本项目实施，搭建平台，完善机制，培养队伍，提升能力，经过近5年的建设，锻炼了一批优秀人才，老中青三代齐聚一堂，有效地稳定了研究队伍，为中医药古籍整理工作的开展和中医文化与学术的传承提供必备的知识和人才储备。

本项目的实施与《中国古医籍整理丛书》的出版，对于加强中医药古籍文献研究队伍建设、建立古籍研究平台，提高古籍整理水平均具有积极的推动作用，对弘扬我国优秀传统文化，推进中医药继承创新，进一步发挥中医药服务民众的养生保健与防病治病作用将产生深远影响。

第九届、第十届全国人大常委会副委员长许嘉璐先生，国家卫生计生委副主任、国家中医药管理局局长、中华中医药学会会长王国强先生，我国著名医史文献专家、中国中医科学院马继兴先生在百忙之中为丛书作序，我们深表敬意和感谢。

由于参与校注整理工作的人员较多，水平不一，诸多方面尚未臻完善，希望专家、读者不吝赐教。

国家中医药管理局中医药古籍保护与利用能力建设项目办公室

二〇一四年十二月

许 序

"中医"之名立，迄今不逾百年，所以冠以"中"字者，以别于"洋"与"西"也。慎思之，明辨之，斯名之出，无奈耳，或亦时人不甘泯没而特标其犹在之举也。

前此，祖传医术（今世方称为"学"）绵延数千载，救民无数；华夏屡遭时疫，皆仰之以度困厄。中华民族之未如印第安遭染殖民者所携疾病而族灭者，中医之功也。

医兴则国兴，国强则医强。百年运衰，岂但国土肢解，五千年文明亦不得全，非遭泯灭，即蒙冤扭曲。西方医学以其捷便速效，始则为传教之利器，继则以"科学"之冕畅行于中华。中医虽为内外所夹击，斥之为蒙昧，为伪医，然四亿同胞衣食不保，得获西医之益者甚寡，中医犹为人民之所赖。虽然，中国医学日益陵替，乃不可免，势使之然也。呜呼！覆巢之下安有完卵？

嗣后，国家新生，中医旋即得以重振，与西医并举，探寻结合之路。今也，中华诸多文化，自民俗、礼仪、工艺、戏曲、历史、文学，以至伦理、信仰，皆渐复起，中国医学之兴乃属必然。

迄今中医犹为国家医疗系统之辅，城市尤甚。何哉？盖一则西医赖声、光、电技术而于 20 世纪发展极速，中医则难见其进。二则国人惊羡西医之"立竿见影"，遂以为其事事胜于中医。然西医已自觉将入绝境：其若干医法正负效应相若，甚或负远逾于正；研究医理者，渐知人乃一整体，心、身非如中世纪所认定为二对立物，且人体亦非宇宙之中心，仅为其一小单位，与宇宙万象万物息息相关。认识至此，其已向中国医学之理念"靠拢"矣，虽彼未必知中国医学何如也。唯其不知中国医理何如，纯由其实践而有所悟，益以证中国之认识人体不为伪，亦不为玄虚。然国人知此趋向者，几人？

国医欲再现宋明清高峰，成国中主流医学，则一须继承，一须创新。继承则必深研原典，激清汰浊，复吸纳西医及我藏、蒙、维、回、苗、彝诸民族医术之精华；创新之道，在于今之科技，既用其器，亦参照其道，反思己之医理，审问之，笃行之，深化之，普及之，于普及中认知人体及环境古今之异，以建成当代国医理论。欲达于斯境，或需百年欤？予恐西医既已醒悟，若加力吸收中医精粹，促中医西医深度结合，形成 21 世纪之新医学，届时"制高点"将在何方？国人于此转折之机，能不忧虑而奋力乎？

予所谓深研之原典，非指一二习见之书、千古权威之作；就医界整体言之，所传所承自应为医籍之全部。盖后世名医所著，乃其秉诸前人所述，总结终生行医用药经验所得，自当已成今世、后世之要籍。

盛世修典，信然。盖典籍得修，方可言传言承。虽前此 50 余载已启医籍整理、出版之役，惜旋即中辍。阅 20 载再兴整理、出版之潮，世所罕见之要籍千余部陆续问世，洋洋大观。

今复有"中医药古籍保护与利用能力建设"之工程，集九省市专家，历经五载，董理出版自唐迄清医籍，都 400 余种，凡中医之基础医理、伤寒、温病及各科诊治、医案医话、推拿本草，俱涵盖之。

噫！璐既知此，能不胜其悦乎？汇集刻印医籍，自古有之，然孰与今世之盛且精也！自今而后，中国医家及患者，得览斯典，当于前人益敬而畏之矣。中华民族之屡经灾难而益蕃，乃至未来之永续，端赖之也，自今以往岂可不后出转精乎？典籍既蜂出矣，余则有望于来者。

谨序。

第九届、十届全国人大常委会副委员长

许嘉璐

二〇一四年冬

王 序

中医学是中华民族在长期生产生活实践中，在与疾病作斗争中逐步形成并不断丰富发展的医学科学，是中国古代科学的瑰宝，为中华民族的繁衍昌盛作出了巨大贡献，对世界文明进步产生了积极影响。时至今日，中医学作为我国医学的特色和重要医药卫生资源，与西医学相互补充、相互促进、协调发展，共同担负着维护和促进人民健康的任务，已成为我国医药卫生事业的重要特征和显著优势。

中医药古籍在存世的中华古籍中占有相当重要的比重，不仅是中医学术传承数千年最为重要的知识载体，也是中医为中华民族繁衍昌盛发挥重要作用的历史见证。中医药典籍不仅承载着中医的学术经验，而且蕴含着中华民族优秀的思想文化，凝聚着中华民族的聪明智慧，是祖先留给我们的宝贵物质财富和精神财富。加强对中医药古籍的保护与利用，既是中医学发展的需要，也是传承中华文化的迫切要求，更是历史赋予我们的责任。

2010 年，国家中医药管理局启动了中医药古籍保护与利用能力建设项目。这既是传承中医药的重要工程，也是弘扬优秀民族文化的重要举措，不仅能够全面推进中医药的有效继承和创新发展，为维护人民健康做出贡献，也能够彰显中华民族的璀璨文化，为实现中华民族伟大复兴的中国梦作出贡献。

相信这项工作一定能造福当今，嘉惠后世，福泽绵长。

国家卫生和计划生育委员会副主任

国家中医药管理局局长

中华中医药学会会长

王国强

二〇一四年十二月

马 序

　　新中国成立以来，党和国家高度重视中医药事业发展，重视古籍的保护、整理和研究工作。自 1958 年始，国务院先后成立了三届古籍整理出版规划小组，分别由齐燕铭、李一氓、匡亚明担任组长，主持制订了《整理和出版古籍十年规划（1962—1972)》《古籍整理出版规划（1982—1990)》《中国古籍整理出版十年规划和"八五"计划（1991—2000)》等，而第三次规划中医药古籍整理即纳入其中。1982 年 9 月，卫生部下发《1982—1990 年中医古籍整理出版规划》，1983 年 1 月，中医古籍整理出版办公室正式成立，保证了中医古籍整理出版规划的实施。2002 年 2 月，《国家古籍整理出版"十五"（2001—2005）重点规划》经新闻出版署和全国古籍整理出版规划领导小组批准，颁布实施。其后，又陆续制定了国家古籍整理出版"十一五"和"十二五"重点规划。国家财政多次立项支持中国中医科学院开展针对性中医药古籍抢救保护工作，文化部在中国中医科学院图书馆专门设立全国唯一的行业古籍保护中心，国家先后投入中医药古籍保护专项经费超过 3000 万元，影印抢救濒危珍、善、孤本中医古籍 1640 余种，开展了海外中医古籍目录调研和孤本回归工作。2010 年，国家财政部、国家中医药管理局安排国家公共卫生专项资金，设立了"中医药古籍保护与利用能力建设项目"，这是继 1982~1986 年第一批、第二批重要中医药古籍整理之后的又一次大规模古籍整理工程，重点整理新中国成立后未曾出版的重要古籍，目标是形成并普及规范的通行本、传世本。

为保证项目的顺利实施，项目组特别成立了专家组，承担咨询和技术指导，以及古籍出版之前的审定工作。专家组中的许多成员虽逾古稀之年，但老骥伏枥，孜孜不倦，不仅对项目进行宏观指导和质量把关，更重要的是通过古籍整理，以老带新，言传身教，培养一批中医药古籍整理研究的后备人才，促进了中医药古籍保护和研究机构建设，全面提升了我国中医药古籍保护与利用能力。

作为项目组顾问之一，我深感中医药古籍保护、抢救与整理工作的重要性和紧迫性，也深知传承中医药古籍整理经验任重而道远。令人欣慰的是，在项目实施过程中，我看到了老中青三代的紧密衔接，看到了大家的坚持和努力，看到了年轻一代的成长。相信中医药古籍整理工作的将来会越来越好，中医药学的发展会越来越好。

欣喜之余，以是为序。

中国中医科学院研究员

马继兴

二〇一四年十二月

校注说明

  《重订诊家直诀》，作者周学海（1856—1906），字澄之，安徽建德（今安徽东至县）人，晚清著名医学家。周氏积一生之精力，辑名家之书，扬众医之长，抒个人之见，历三十年编著《周氏医学丛书》，其中著作医书 9 种，60 卷；评注医书 11 种，21 卷；校刻医书 12 种，114 卷；合计达 32 种 195 卷之多。

  据《中国中医古籍总目》《中国图书联合目录》等现有目录学著作记载，该书现存的版本主要有：①清宣统二年庚戌（1910）建德福慧双修馆《周氏医学丛书》刻本；②1936 年建德周学熙据清宣统二年（1910）周氏福慧双修馆《周氏医学丛书》刻本影印本；③曹炳章辑 1936~1937 年上海大东书局出版的《中国医学大成》铅印本。其中最早的版本系清朝宣统二年庚戌（1910）建德福慧双修馆刻本，该本刊印最早，保存较好，刻工较精，字迹清楚，是以后各版本的祖本。故本次点校以宣统二年本为底本，以《中国医学大成》本为校本，另以本书所引著作之通行本为他校本。

  本次出版，具体校注原则如下：

  1. 采用简体横排版式，加现代标点。

  2. 药名有与今通行之名用字不同者（如"山查"作"山楂"），径改作通用名。

  3. 凡底本中的异体字、俗写字，或笔画差错残缺，或明显笔误，均径改作正体字，一般不出注。古字保留，并出校说明今字。通假字一律保留，并出校记说明。该书某些名词术语用字与今通行者或有不同，如"脏腑"作"藏府"等，一律改作通行者，不另出注。

4. 对个别冷僻字词加以注音和解释。

5. 引文一律不加引号。引文经著者变化剪裁而实质上没有重要差别的，一律不动，不出校记；其中与原著意义不合及影响文意者，酌情更改，并加校记；如意义可两存者，则不予改动，只出校记。个别文字有疑问，又缺乏版本依据者，则注明存疑。

6. 原书中方位词“右”均径改为“上”。

重订诊家直诀序

医有四科，曰脉、曰证、曰药、曰方，知脉而后知证，知药而后能方，故脉尤汲汲①也。拙著《脉义简摩》《脉简补义》《诊家直诀》《辨脉平脉章句》，凡四种，都十二卷，博采百家，参以己说，名虽四种，义实相承，卷帙既繁，脉络难贯，专取一种，又苦弗完，兹特撮其要者，简之又简，别为此编，名曰《重订诊家直诀》。

---

① 汲汲：急切追求。

目 录

卷 上

指法总义 …………………… 一

二十四象会通 …………… 二

八法总义 …………… 六

位数形势 …………… 七

微甚兼独 …………… 一〇

卷 下

独取寸口本义附人迎气口本义

…………………… 一三

三关脉体通考 ………… 一四

气血形势直解 ………… 一六

左右表里直解 ………… 一七

说神 …………… 一九

辨止 …………………… 二一

初诊久按不同 ………… 二二

单诊总按不同 ………… 二三

脉有两侧 …………… 二四

脉有头本 …………… 二5

脉有动摇 …………… 二六

脉有俯仰 …………… 二七

脉有内曲外曲 ………… 二七

脉有无数细丝 ………… 二九

脉有变易无定 ………… 二九

脉有起伏中途变易 …… 三〇

外诊撮要 …………… 三一

校注后记 …………… 三七

卷 上

指 法 总 义

诊脉之指法见于经论者，曰举，曰按，曰寻，曰推，曰初持，曰久按，曰单持，曰总按。无求子①消息七法，曰上竟、下竟，曰内推、外推，曰浮按、中按、沉按，更有侧指法、挽②指法、辗转指法、俯仰指法，举而复按、按而复举，是操纵指法，若是者，皆有旧论可考也。至于私心所创获，与得诸益友所训示者，则又有移指法、直压指法。夫脉有四科，位、数、形、势而已。位者，浮、沉、尺、寸也；数者，迟、数、促、结也；形者，长、短、广、狭、厚、薄、粗、细、刚、柔，犹算学家之有线、面、体也；势者，敛、舒、伸、缩、进、退、起、伏之有盛衰也。势因形显，敛舒成形于广狭，伸缩成形于长短，进退成形于前后，起伏成形于高下，而盛衰则贯于诸势之中，以为之纲者也，此所谓脉之四科也。指法即由此而辨。曰举按，以诊高深也；曰上下，以诊长短也；曰寻推，以诊广狭厚薄曲直也；曰初持久按，以诊迟数滑涩止代也；曰单持总按，以诊去来断续也。病者气口处骨肉不

---

① 无求子：即朱肱。宋代著名伤寒学家，字翼中，号无求子，著有《南阳活人书》《内外二景图》等著述。

② 挽：勾。

平，须用侧指法；病者不能平臂而侧置，须用挽指法。俯仰者，三指轻重相畸①也；辗转者，一指左右相倾也；操纵者，举按迭②用，以察根气之强弱。《难经》所谓按之软、举指来疾者，此也。惟三指总按，横度三关，三指缝中，各有其隙，若三部脉形不同，如寸涩尺滑，前小后大，即无由得其接续之真迹。昔有同学示以移指法，如先诊三关，再略退半部，以食指加寸关之交，中指加关尺之交，终以有隙而其真不见。后乃自创一指直压之法，以食指直压三关而真象迸③露矣。小儿脉位狭小，以食指横度脉上，而辗转以诊之。

二十四象会通

　　浮、沉，以诊气之升降也。阳不能降，则脉见于浮；阴不能升，则脉见于沉。前人每以脉之在浮在沉，与脉之能浮能沉相混，能浮能沉乃高深之义也。

　　迟、数，以诊气之躁静也。躁，有因热，有因燥；静，有因寒，有因虚，而皆有因郁。按：《内经》手躁足静与迟、数不同，手经之道近，其气至也迫；足经之道远，其气至也缓，故有躁静之殊也。然先至者不能先去，必待后至者去，而始能与之俱去，故无迟、数之异也。滑伯仁谓：察脉须识上、下、去、来、至、止。至、止即察躁静之事也，察其停于下者之久暂，又察其鼓于上者之久

---

　　① 畸：不整齐。
　　② 迭：交换，轮流。
　　③ 迸：涌出。此指显现。

暂，而阴阳嘘吸①之躁静了然矣。

强、弱，以诊势之盛衰也。应指有力谓之强，无力谓之弱。前人每以脉形之软硬与脉势之盛衰相混，《内经》凡言脉之大小，多指动势之盛衰也。

刚、柔，以诊形之软硬也。形软有因血虚，有因湿热；形硬有因血实，有因风寒，此即《内经》之所谓缓急也。

滑、涩，以诊形之枯润也。血有余则脉滑，血不足则脉涩，然血由气行，故亦可征②气之盛衰云。气血必有津以载之，始能推行滑利，故《内经》以滑为阴有余，涩为阳有余。阴，即津液也。

断、续，以诊气血之通塞盛衰也。有形之断续，长、短是也；有动之断续，促、结、涩、代是也。此条专言动之断续，应指有力有神，属于通塞；无力无神，关于盛衰；亦有无力而有神者，微衰而兼塞也。来去停匀，五十不代谓之续；参伍不调，有来有去谓之断。其败也，虾游、鱼翔、屋漏、雀啄。塞者血塞也，衰者气衰也，败者气血俱败也。

长、短，以诊气之郁畅也。气畅则虽弱而亦长，气郁则虽强而亦短。按：气有出入，有升降。出入，横也；升降，直也。风寒外束，气出不利，脉来弦紧；痰饮中结，气升不利，脉来厥厥如豆，是长短皆有气郁也。经曰：长则气治，短则气病。亦言其大概而已。

---

① 嘘吸：呼吸，吐纳。
② 征：证明。

高、深，以诊气之嘘吸也，此指来去之远近。所谓息之深深，达之亹亹①者，气之操纵也。浮、沉是阴阳嘘噏②之已然，高、深是阴阳嘘噏之方然。一言气之所在，一言气之所至。

厚、薄，以诊血之盈虚也。以形体言，非浮、沉之谓也。故有浮而厚，有沉而薄。浮、中、沉三候俱有，按之不断，谓之厚；仅在一候，按之即断，谓之薄。

宽、窄，以诊气血之寒热盈虚也。气热则血涨，气寒则血消，血实则气充，血虚则气怯。

敛、散，以诊气之寒热也。以两旁之边际言，非宽窄之谓也，宽窄指脉体之大小，敛散指脉边之清浊。故气寒血盈，宽而亦清；气热血虚，窄而亦浊。亦非刚柔之谓也，刚柔指脉体之硬软，敛散指脉边之紧松。故血虚气寒，软而亦紧；血实气热，硬而亦松，脉中有脊，而两边浑浑不清也。

粗、细，以诊气血之寒热盈虚也。宽厚相搏谓之粗，窄薄相搏谓之细。

会通者，二十四象互相加乘，以求合于古脉而诊百病也。如浮薄而硬，革也；浮薄而软，芤也；浮厚而敛，弦也；浮薄而散，微也；长硬而敛，紧也；短软而散，濡也；高而数，促也；深而迟，伏也；短而刚强，动滑也；断而柔弱，结代也；长厚硬敛，弦牢也；长厚柔散，洪缓

① 亹（wěi 伟）亹：缓慢流动，无止无休。
② 噏（xī 吸）：吸，吸取。

也。是故芤，血虚也；迟，气寒也；伏，气闭也；代、散，气脱也。濡弱虚微，气血俱虚也；细紧，气血俱寒也。革，阴盛于上也；牢，阴盛于下也。洪促，气热于气分也；动滑，气热于血分也。浮数，气热于气分也；沉迟，气寒于血分也。弦革，气寒于气分也；紧结，气寒于血分也。细，血中气寒也；缓，血中气热也。长、短，同有气郁。气横于气分则长，气结于血分则短也。滑、涩，同有血虚血实。寒凝于血分，则实而涩；热亢于气分，则虚而滑也。而且寒极似热，热极似寒，实极似虚，虚极似实。如滑主痰也，而痰亦见涩；弦主肝也，而肝亦见濡。上气喘促，脉虚大也，而亦有紧细伏匿；孕脉必滑也，而亦有虚涩不调。又弦、缓相反也，而风弦与热缓相似；滑、涩相反也，而热涩与虚滑相似。搏与散相反也，而搏而累累不续，即与散同论；洪与伏相反也，而尸厥霍乱，伏与洪同断。长与短相反也，而长而劲，短而搏，同主气逆气郁；散与结相反也，而同主癥瘕，正气未衰则结，正气既衰则散。亦有乍病食滞而脉散者，胃气新乱而未复也；或其人素有湿热，加之新伤，而中气益溃也。有以无脉为病所者，芤脉中空，即内主精血之伤也；有以有脉为病所者，紧脉浮数，即外主风寒之感也，抑尤有要焉。滑伯仁曰：察脉须识上、下、去、来、至①、止六字真诀。故审脉者，凝神于指下起伏、去来、头本之势，而脉之真象无遁，即病之升降敛散之真机，亦迸露而无遁矣。明乎

---

① 至：原作“正”，据《中国医学大成》本改。

此者，必知脉证断无相反，何则有所以相反者在也？脉病断无不应，何则有所以不应者在也？仲景曰：邪不空见，中必有奸。景岳曰：脉之假者，人见之不真耳，脉亦何从假哉！

八法总义

《灵枢·邪气脏腑病形篇》以缓、急、大、小、滑、涩立纲，而以微、甚纬之，实开千古诊法之奥。后世有以浮、沉、迟、数分纲者，则其义浅而不备矣。今拟合二者共十字，仍以微、甚纬之。于十字中纵横离合，即二十八脉，不待拟议而形状了然，然此特其形状耳，未足以尽脉理之妙也。滑氏曰：凡察脉，须识得上、下、去、来、至、止。盖求明脉理者，须先将位、数、形、势，讲得真切，便于百脉无所不赅①，不必立二十八脉之名可也。位者，浮沉前后也；数者，迟、数也；形者，虚、实、滑、涩也；势者，即滑氏所谓上、下、去、来、至、止也。四者为经，更纬之以微、甚、兼、独，百病之虚实寒热，全从此八字上分合剖析。每诊一人，即于各部中按此八字，次第求之，反复寻之，则真假无遁情②，而气分、血分之病，亦到指便见矣，此真泄天地之秘者也。指到脉上，即心先拟其脉，浮耶、沉耶，在寸、在尺耶；继存其息，迟耶、数耶；继察其体，长耶、短耶，虚耶、实耶，滑耶、

① 赅：包括。
② 遁情：隐情。

涩耶，审此三者，指下必已有定象。即就定象上，揣其微耶、甚耶，独见一脉耶，兼见何脉耶，至此而象更定矣。于是玩其上、下、起、伏之盛衰，动止之躁静，而本原无不进露焉。大抵诊脉，以察来去之势为最要，此阴阳嘘噏之真机也。

位 数 形 势

位、数、形、势者，正脉之提纲也。位即三部九候也，或在寸，或在尺，或在浮，或在沉。数以纪①其多寡也，数与滑促，其数皆多；迟与涩结，其数皆少，即屋漏、雀啄、虾游、鱼翔，举该于数之类也。至于形、势，分见、互见，各有妙蕴。挺亘②于指下而静者，形也，血之端倪也；起伏于指下而动者，势也，气之征兆也。《内经》曰：浑浑革革，至如涌泉。又曰：脉至如火薪然。《脉经》曰：三部脉如釜中汤沸，此血不维气，势之独见者也。《内经》曰：真肝脉至，如循刀刃责责③然；真心脉至，如循薏苡子累累④然，此气不运血，形之独见者也。故形势分见者，皆气血偏绝之死脉也。若在平人，无不气血相融，形势相洽者。然气血稍病，即于相融相洽之中，不无彼此胜负之致，尤不可以不辨。如形劲于外

----

① 纪：通"记"。记录，记载。王序《论衡·须颂》："司马子长纪黄帝以至孝武。"

② 亘：贯穿。

③ 责责：急劲貌。

④ 累（léi 雷）累：连贯成串貌。

者，气悍于中，是动与大也；气不甚悍，是弦与紧也。若气甚歉①，则为细矣，为芤矣，形微胜于气者此也。如形弱于外者，气悍于中，是洪与滑也；气不甚悍，是濡与弱也。若气甚歉，则为散矣，为微矣，气微胜于形者此也。是故人之诊脉也，指到脉上，先察其形之粗、细、硬、软，再审其气之至也。充于脉管之中，微溢脉管之外，既将脉形撑宽，而又起伏高深有力，无来去盛衰之参错，斯为气血和同焉。何者脉之正管，其四旁必有无数微丝细管，以达其气于肌肉，所谓腠理也。若寒盛而阳气不敌，则微丝细管先为寒束，脉气之来，不能旁溢，此即紧脉之象也。更有脾肺中气不足，不能充于脉中，往往脉形挺然指下，而气来如线，从脉中驰过，既不能撑宽，更不能起伏矣，此脉形虽粗，脉气自细也。更有中焦痰饮停结，其湿热浊气，上蒸肺中，肺气不能清肃，脉管为之膹莌②，其形挺然指下，而中气为痰饮格拒，不能畅达，其来如绵，过于指下，既不能撑宽，亦不能起伏矣，此脉形虽硬，脉气自软也，此非脉管自硬，乃浊气壅塞使然，是动脉之中，有推荡不动之气也。李士材论芤脉有云：其状如按慈葱③，以指浮候之，着上面之葱皮；中候之，正当葱之中空处；沉候之，又着下面之葱皮矣。此非独芤脉之诊也，脉管本自

---

① 歉：不足。
② 膹莌：膹，《集韵》符非切，音肥，义同；莌，指水葱一类的植物。"膹莌"本谓肥葱，此意脉象充满于指下。
③ 慈葱：小葱名。

如此，但有时紧时松，时虚时实之异，芤脉中虚，遂易显耳。芤脉属浮，只动于上面之皮，其下面之皮不动也。此脉形虽厚，脉气自薄也。势有来去，有起伏；形有中边，有底面。是故平人之身，荣卫调和，脉中脉外，气行度数相应。指下每不见脉之硬管，及气之来，乃觉正管既充，而又微见旁溢焉，且微丝管之所系大矣。倘卫陷入荣，中外隔绝，脉在指下，一条扛起，是壮火耗津，孙络不能濡润而闭塞也，往往有眩冒颠仆，偏枯痿易之虞①。昔者俞春山尝言：老人虚人，久病将死，其脉皆独然一条扛起，似与肌肉不相连络，是气血不交，荣卫相离，犹老树将枯，根上旁须，先见憔悴，不得土气矣，此察形之至微者也。至于察脉之势，非但察其来去之盛衰也，必且来去之间，循环相续，自沉从容上浮，自浮从容下沉，其情如环，无骤折之迹。尝见有一种脉，其来也有顷而一掣，其去也有顷而一掣，一息亦不过四五至，未尝数于常脉，而指下鹘突②，无容与回环之度，此为津虚血热，气燥而旋转不利也，《内经》谓之躁脉。故夏脉如钩者，以其来盛去衰，不能如环之圆，钩即环之缺其一面者也。躁则来去如一，并无所缺，而骤来骤去，不为圆转，而为直折，盖扁鹊所谓其至跳者，《内经》又谓脉之动也。阳气前至，阴气后至，是又于脉气方动之顷，分别前后，以察阴阳之微

---

① 虞：忧虑。
② 鹘突：模糊。

机。于是《难经》有前大后小，头痛目眩；前小后大，胸满短气之论。仲景有脉来头小本大，其病在表之谈。后人有动前脉盛气有余，脉衰气不足；应后脉盛血有余，脉衰血不足之辨，是皆剖析微芒，脉学之上乘，诊家之慧业也。

微甚兼独

微甚兼独者，变脉之提纲，即体察形势之权衡也。凡物之轻重也，非特极轻极重之并处也，必有微轻微重者介乎其间，故微甚不可不知也。如《难经》所论一脉十变，与《灵枢》之论缓、急、大、小、滑、涩，其义大矣。第[①]脉有以微见为善者，有以甚见为善者，固不尽微即皆轻，甚即皆重也。万象之变化无定也，形形色色，举在分分合合之中，故有一象而兼数象者，直须辨明主客，知其孰为正象，孰为兼象，庶几施治用药之轻重，乃有所准矣。李东垣云：脉之相合，各有虚实，不可只作一体视之。假令弦洪相合，弦主也，洪客也，子能令母实也；洪弦相合，洪主也，弦客也，母能令子虚也。余脉仿此，可以类推。夫所谓主客者，脏腑之病气，皆各有主脉，如肝脏与风气之病，其脉皆弦；心脏与热气之病，其脉皆洪，若其间有夹痰、夹食、夹血、夹虚之异，即其脉之所见，必有兼象，所谓客也。是故脉无单见，古人立二十八脉，亦不过悬拟其象，以

---

① 第：但。

明大纲，使学者有所据，以为讲明之地。讲明乎五脏六气之主脉。斯知脏脉之变有万，无非各主脏之脉所互乘①也；病脉之变有万，无非各主病之脉所互乘也。倘执着而不知会通，纸上之象，几无一合于指下之象；指下之象，更无一合于纸上之象矣。开卷了然，临诊茫然，是何为者？况微甚有因兼、独而分，兼独每因微、甚而见。故宽而兼厚，以实兼实，是甚实也；薄而兼窄，以虚兼虚，是甚虚也。厚而兼窄，是微实也；薄而兼宽，是微虚也。更有大谬之语，难为外人道者，厚而兼薄也，宽而兼窄也，粗而兼细也，滑而兼涩也，长而兼短也，浮而兼沉也，迟而兼数也，于万万相反之事，而忽并于三指之下，此又何说以处之？曰：此必有一微一甚也，此必一见于形，一见于势也，亦有相间而迭呈者，即《难经》所谓阳中伏阴，阴中伏阳也。故常有于绵软之中，忽夹一至挺亘指下，如弦之象，此有因气逆上冲，有因气郁猝发，有因气脱不返，宜察其脉之神而决之。此即来大时小，来小时大之类也。又常有于迟缓之中，忽夹一至躁疾，上驰如射，此亦有郁气之猝发，或伏热之乍升，宜察其脉之沉分而参之。《脉经》曰：尺脉上应寸，时如驰，半日死，此又气之脱也。若沉分大而有神，只是气滞热伏耳。总之讲脉学者，先求脉在人身，为何等物，再将脉象之纲领条目，从自心中一一为之分析，不必倚傍旧说，而自推见本原。如位

---

① 互乘：交互出现。

也，数也，形也，势也，此纲领也。位之在寸、在尺、在浮、在沉也；数之为迟、为数、为疏、为密也；形之长、短、广、狭、厚、薄、粗、细、软、硬、坚、松也；势之强、弱、高、深也。此条目也，于此各推求其所以然之故，了然心中，然后彼此参互。如微、甚、兼、独之迭见者，亦皆有以得其变化之本，临诊自有条理，不致眩惑。大凡人之病也，邪甚脉甚，邪微脉微，不待言矣，而且两邪合病，则两脉并见，三邪合病，则三脉并见。如仲景论脉诸文，所谓脉弦而大，弦则为寒，大则为虚；脉浮而紧，浮为卫气实，紧为荣中寒，是皆分析各脉之主证，而后合订主病之正脉。故学者总须先求其分，再求其合。分者苟能剖析微芒，则其合者，特分者为之参错①耳。若起手不知探原，拘泥文字，逐末忘本，即将脉名增为百数，亦不足以尽天下之变矣，恐终身无见真之日也。

----

① 参错：交互融合。

卷　下

独取寸口本义<small>附人迎、气口本义</small>

《难经》首章汲汲发明独取寸口之义者，以其法奇而旨奥也。寸口赅寸、关、尺三部言，其义本于《内经·经脉别论》。第《别论》之义，注重在得气之平，以此脉发源心肺，直达寸口，自首至尾，脉管之体无曲屈，无大小，嘘发之气，适得其匀，故曰气归于权衡；而又得程途远近之适中，故曰权衡以平也。《难经》之义，注重在得气之全，以此脉发源心肺，直达寸口，心为百脉之根源，肺为宗气之橐籥①，故曰脉之大会。自首至尾，无中途歧出以分其气，无他脉来会，以搀②其气，完而不偏，纯而不杂，故曰手太阴之所终始也。他部动脉，虽亦发源心肺，而或已贯他脏他腑而来，或已分他经他络而去，气有偏至，故弗取之。分寸关尺者，经脏居上，其气前至，故诊于关前；经脏居下，其气后至，故诊于关后。《内经》曰：手经之道近，其气至也疾。手足之经且然，况部位之高下乎！分左右者，心居中，而血发于左；肝居右，而气嘘于左；肺叶右大，脾即甜肉，右端亦大，故皆气行于右

---

①　橐籥（tuó yuè 驼越）：古代冶炼时用以鼓风吹火的装置，犹今之风箱。此处喻指气机生发之地。

②　搀（chān 掺）：混合。

也。近日西人，以此脉为心肺之专，不能分诊五脏六腑，圣人正以此脉得心肺之全，乃可遍诊五脏六腑，妙识精微，下愚岂容轻议！

三关脉体通考

世谓寸口，正取无脉，覆手取之而得者，谓之反关脉。近武进费伯雄又有斜飞脉之说。张石顽曰：脉之反关者，皆由脉道阻碍，故易位而见。有一手反关者；有两手反关者；有从关斜走至寸而反关者；有反于内侧近大陵而上者；有六部如丝，而阳溪、列缺别有一脉大于正位者；有诸部细小不振，中有一粒如珠者。所谓从关斜走至寸而反关者，外斜脉也；所谓反于内侧近大陵而上者，内斜脉也；所谓阳溪、列缺，别有一脉大于正位者，似反关而非反关也，谓之臂外脉。盖诸处本有细络，与手太阴脉通，而手太阴之正管，实由寸部透于反背，出于阳溪，趋于合谷。正管有阻，其气不能直达，则散溢诸络，迂道而达，非正管移于诸处也。《灵枢·邪客》曰：手太阴之脉，出于大指之端，内屈，循白肉际，至本节之后太渊，留以澹①，外屈，上于本节下，内屈，与阴诸络会于鱼际，数脉并注，其气滑利，伏行壅骨之下，外屈，出于寸口而行，上至于肘内廉，入于大筋之下，内屈，上行臑阴，入腋下，内走肺。此顺行逆数之屈折也。此言手太阴脉，自大指外侧内屈下鱼抵太渊。太渊者，寸口去本节甚远，但

---

① 澹（dàn 淡）：波浪起伏。即脉气流注到太渊穴而出现波动。

正直本节之后耳，复自太渊外屈，上于本节下。此节所说外斜脉，大指本节下合谷穴处也。自合谷内屈，会阴诸络于鱼际，伏行雍骨之下，雍骨，大陵穴处也。外屈出于寸口者，自伏而出，斜行与前抵太渊者会，此即所谓内斜脉也。此脉与外斜之脉，出于合谷者，双歧如叉。《脉经》云：从寸口斜入上者，名曰解脉。王冰谓：不合而歧出，如绳之解股是也。外斜脉，常与三关平等，而内斜脉常细。曾见有人，时而内斜脉盛，时而外斜脉盛。其外斜脉盛，无苦；而内斜脉盛，即苦气逆胸满。盖尝思之，其外斜脉盛无苦者，气行之正经也；内斜脉盛即有所苦者，此与手心主相会之络也。络不当盛，必木火逆横，致雍遏肺气，不得畅耳。又有三部别有一细脉，自尺至寸，与正脉并行者，此细脉或与正脉平排，并行指下，如引二线也；或行于正脉之上，浮之只见细脉，沉之始见正脉也；或行于正脉之下，按之隐隐有一细脉，自动于正脉之内也，此等最宜留心。若正脉中自见细线，挺然指下者，为寒、为痰、为瘀、为癥瘕。若别具一脉，动而流连，则是禀赋然矣。世谓双弦脉，指下如引二线者死，未足为据。盖虽引二线，而指下来往流连者，乃是本象，其挺然指下，无来去者，即不二线，庸有济乎！张石顽曰：反关脉，较平人细小者为常，较平人反大者绝少，不可以为指下变异，谓之怪脉也。凡遇反关，殊异常脉，即须细询，其较之平时稍大，即为邪盛；较之平时愈小，即为气衰，仍以所见诸证参之。更有正取反取俱无脉，细寻却在手臂鼠肉①之上者，亦反关之类也，但此脉已无常，似难凭脉，必须察其病证何如，元气何如，以断吉凶，此论极为精当。

气血形势直解

气无形也，血有形也。气动也，血静也。脉之行也，以息往来，其动则气也，其管则血之质也。病在气分，候动之势；病在血分，候脉之形。气主煦之，血主濡之。血病即当累气，故候形者必兼审势；气病久乃累血，故察势者不必泥形。气虚血实，脉虽弱，而按之必有形；血衰气盛，脉虽空，而其来必有势。是故凝痰瘀血，无论脉势强弱，按之必有劲线，或如珠粒。气化升降不利，无论脉形虚实，其动也，必有疏密不匀，强弱不均，或寸弱于尺，或尺弱于寸，或应指少力，或中道而还。血实者脉形必厚，血虚者脉形必薄，牢实与芤革可推也；气盛者来势必盛，气衰者来势必衰，濡弱与洪滑可例也。气周于外，血贯于中，故气寒而血为所束，脉即细紧；血虚而气无所归，脉即微散也。气郁与血结必殊，血虚与气弱不类，此分见者也。血热即见气脉，气寒则见血脉，此又互见者也。且夫势衰而形实者，有气虚不能运血，有血满致郁其气，何以辨之？曰：血累气者，气不虚，其势虽来去不大，而按之必有倔强欲起之情，似动似滑，所谓阴中伏阳也；气累血者，血不行，指下坚细而已。势盛而形虚者，

---

① 手臂鼠肉：尺脉后一二寸许，小臂内近上侧大肉隆起，形如伏鼠者。

有气亢以耗其血，有气旺将生其血，何以辨之？曰：气耗血者，轻诊必带弦，而来多去少；气生血者，轻诊必见濡，而来去停匀也。经曰：脉涩而坚者，血实气虚也；脉浮而大者，气实血虚也。气热者，血未尝不奔逸，然清其气而血即平，若正入血分，则肿腐矣，但清其气无功也；气寒者，血未尝不凝滞，然温其气而血即通，若正入血分，则顽块矣，但温其气无功也。故吾尝谓病之在经络也，有在气分，有在血分；其在脏腑也，止可以在气分，而不可以在血分。前人每言病在某脏、某腑、血分者，仍指其经络言之也，或指其血为气累者也，果在血分，脏体坏而死矣。

左右表里直解

王海藏曰：伤寒以左脉为表，右为里；杂病以右脉为表，左为里。予初诊不尽验，心以为此特一法耳，固不可拘也。近二年来，深察病情脉象，有可得而言者。凡外感风寒湿之邪，深者，皆系左脉沉细于右；浅者，但两手浮弦，或右关前浮弦而已。外感暑热之邪，深者，皆系左脉弱散于右；浅者，但两手浮滑，或右关前浮大而已。温病之由于伏气内发者，前人皆以右大于左为词，谓邪从中道，胃气郁浊之故。以吾历诊春温、冬温、喉痧、疫疹诸症，凡右大于左，而左脉不甚细弱者，真阴未损，治之易愈。若左脉沉细而数，断续不匀，真阴已竭，十难救一。是当以左小于右，定正气之成败，不当专以右大于左，定邪气之微甚也。又诊夏行秋令时疫，有所谓瘪螺痧[1]者，其证先见头痛心嘈，四肢麻冷，螺纹陷下，或吐或泻，旋即昏厥，重者即死，轻者醒后越一二日而死。醒后心中烦闷，其苦难言，而神识清明，额汗不止，其脉皆两手沉细，短伏关后，而左手尤甚，此天行肃杀之气，伤其心肝生阳之气，亦由其人生阳之本虚也。又诊水肿之人，阴邪极盛，亦莫不左沉脉小于右。此外一切大病久病，邪气深入者，莫非左陷于右；元气亏甚者，亦莫非左弱于右；其将愈也，则又右脉先盛，左脉后复，必待左脉复盛，乃为元根充固，其病可无虑反复矣。病气轻浅，左脉决不受伤，惟癥瘕积聚，其病虽深，必随其经络之部位，而见于脉，不能拘于此例耳。由此观之，左里右表者，百病之通诊，伤寒岂能独异耶？故吾以左脉察邪气之浅深，即以左脉察元气之虚实，其脉象须各因病而定，不得专以大小二字赅之。寒邪以细而急为甚，热邪以薄而散为甚，阴虚以浮散而短为甚，阳虚以沉细而短为甚。其败也，总归于躁疾、散断，全无神力而已矣。海藏之劈分伤寒、杂病者，彼盖以杂病为劳倦内伤也，由气分渐伤入血分，血伤而左脉败矣，故左为里也。寒为阴邪，先伤于阳，内传胃实，而右脉大矣，故右为里也。殊不知阳明胃实证，乃阳气之内郁而盛，有撑邪外出之机，不得谓之寒邪内陷。寒邪内陷者，少阴厥阴之寒证是也，是仍当在左手矣。大凡病之

---

① 瘪螺痧：中医病名，痧证之一。系由霍乱剧烈吐泻所致脱水症，临床表现可见手指螺纹皱瘪，双眼下陷，两颊内凹，皮肤弹性消失且寒冷等症。

始生也，属阳虚与寒甚者，左脉常沉小于右；属阴虚与热甚者，右脉常浮大于左。若沉小之极，而右脉亦陷，则胃阳绝矣。浮大之极，而左脉亦散，则肾气绝矣。故喉痧之死脉，皆右关与左脉同其短数。瘰螺痧之治脉，皆右关缓滑有力，左脉虽伏，而不至散断者也。左脉重尺，右脉重关。盛启东①以新病之死生，主乎右手之关脉；久病之死生，主乎左手之关尺，义正如此。此皆取其偏重者言之也。若夫邪气之猝至，虽两手脉伏，尚不为凶；病久邪杂，阴阳脏腑俱困者，但一部脉坏，即为不吉，是又在于圆机应变者。

说　神

脉贵有神，由来旧矣。其说约有数端：一曰应指有力也，一曰来去从容也，一曰来去如一也亦曰阴阳俱停，阴阳同等，一曰形体柔和也。四者固俱本圣经，而皆有似是而非之处，不可以不辨。所谓有力者，谓其气来应指之际，充然有余，而无怯然不进之象，若谓搏击滑大，失本意矣。所谓从容者，谓其来去中途和缓，而无一击即来，一掣即去，躁疾不安之象。若怠缓之脉，其气来至中途，而不欲前，去至中途，而即欲止，岂从容之谓耶？所谓如一者，来能高满于其分，去能深极于其底，而无来盛去衰与来不盛去反盛之嫌也。若来如釜沸，去如弦绝，则非是矣。形

---

① 盛启东（1374—1441）：明代御医。名寅，以字行。江苏吴江人。有《脉药玄微》稿本和《医经秘旨》上、下卷存世。

体柔和者，真气充于脉中，而脉管之四傍，又与肌肉相亲也，外紧内空，内结外散，均非是矣。独是四者之义，乃指平脉之神，非病脉之神也。病者正气若虚，应指岂必有力，况乎阳盛阴衰，阴盛阳衰，血虚气实，气虚血实，又岂能从容如一而柔和耶？然则何以见其神也，神妙万物，平脉之神，尚难揣摩，病脉之神，孰能拟议？神不可言，言神所见之处可乎。前人谓应指有力，是脉既动之后也。吾谓神不在既动之后，而在方动之初。其来也，意似浩然涌出，无力倦不能来，与迫欲急来，不安于内之情；其去也，意似坦然折入，无怠不欲去，与应指即散，不见其去之象。如此，则应指即令少力，即令不能从容如一，而柔和、而神自卓然在也。来去二者之中，又以去为尤要，何者？去乃真阴之内吸也。若回折有势，如石投水，是阴气犹全，元根未撼，此察神于方动之顷也。《内经》曰：静者为阴，动者为阳。所谓静者，脉气方停，未来未去之间也。察其未来之先，停于下者之久暂，而知真阴之盈亏，即可知真阳嘘力之盛衰也；察其既来之后，停于上者之久暂，而知真阳之衰旺，即可知真阴吸力之强弱也，此察神于未动之始也。方来也，方去也；未来也，未去也，皆神所流露之处也。圣经未尝不明言之，但后人读书，不能领会，今略为拈出，以俟①来哲之发挥，岂敢谓义尽于此耶？至于神之发源，生于胃气，本于命门，前人论之夥②矣，

---

① 俟（sì 四）：等待。
② 夥（huǒ 火）：多。

不烦絮聒①。

辨　止

　　凡癥瘕积聚，痰凝水溢，胕肿痞满，喘促咳逆，畜②血停食，风热瘾疹，寒湿筋骨疼痛，心胃气痛，以及忧愁抑郁大怒，久思久坐，夜深不寐，与夫因病过服凉泄，胃气遏伏不通，妇人月闭妊娠，脉皆常有停止。有停一二至者，有停二三十至，而复来者，即仲景所谓厥脉也。又小儿脉多雀斗不匀，此其多寡疏密举不足，为吉凶之据也。详考其辨，盖有四端：一察其不停之至，应指之有力无力，起伏之有势无势也。力与势盛，即为有神；力与势衰，即为无神。一察其停至之顷，是在脉气下伏之后，其力不能外鼓而然者，是为邪所遏，阳不能嘘；若在脉气上来之后，其力不能内返，因从指下即散，如弦之绝，而不见其下者，是元根已离，阴不能吸，其余气游奕③经络之中，而将外脱也。一察其停至之至，是于脉气下伏之后，全不能起，径少一至，是邪气内结也；若非全不能起，已至中途，不能上挺指下，喘喘然摇摆而去者，是中气内陷不振，而将上脱也，稍迟，即当变见虾游、鱼翔之象矣。一察其既停之后复来之至，将起未起之际，有努力上挣，艰涩难起之意者，即知其停是邪气所阻也；若起伏自然，如常流利，略无努挣艰涩之情，是其停为元根已离，其余

---

①　絮聒：唠叨不休。
②　畜：积；积聚。后作“蓄”。
③　游奕：往来游动。

气徘徊于三焦胸腹之空中，进退无定，而将上脱也，稍迟即当变见雀啄、屋漏之象矣。更察其脉之形，无论为紧敛，为洪大，但能通长匀厚，应指有力，高下停匀，或来微衰而去盛者，吉也；若应指少力，来盛去衰，及宽大中夹一细线，指下挺亘不移，或上驶如驰如射，又断而累累如珠，及指下如引数线，不能敛聚者，是中气败散，为痰所隔而不合，即所谓解索也。故有偶停一二至，而即决其必死者，为其气败而不续也；有久停二三十至，而仍决其可治者，为其气闭而内伏也。更察其证，有病之人，必痰塞气逼，不得宣畅，神识昏迷，谵妄躁扰，狂越可骇者，吉也；若气高不下，时时眩冒，及神识清明而静者，凶也。无病之人，必胸膈不清，肋胀腹痛，气闷不舒，心中惊惕，寐中肢掣，夜梦纷纭，及见恶物入暗洞者，吉也；若四肢无力，稍动即喘，气高不能吸纳，胸中时时如饥，而又不欲食，二便清利频数者，凶也。

初诊久按不同

出张石顽

问脉有下指浮大，按久索然者；有下指濡软，按久搏指者；有下指微弦，按久和缓者，何也？答曰：夫诊客邪暴病，应指浮象可证；若切虚羸久病，当以根气为本。如下指浮大，按久索然者，正气大虚之象，无问暴病久病，虽证显灼热烦扰，皆正衰不能自主，随虚阳发露于外也；下指濡软，按久搏指者，里病表和之象，非脏气受伤，即坚积内伏，不可以脉沉误认为虚寒也；下指微弦，按久和缓者，久病向安之象，气血虽殆，而脏气未败也。然多有变证多端，而脉渐小弱，指下微和，似有可愈之机者，此元气与病气俱脱，反无病象发见，乃脉不应病之候，非小则病退之比。大抵病人之脉，初下指虽乏力，或弦细不和，按至十余至渐和者，必能收功；若下指似和，按久微涩，不能应指，或渐觉弦硬者，必难取效。设病虽牵缠，而饮食渐进，便溺自调，又为胃气渐复之兆。经云：安谷者昌。又云：浆粥入胃，则虚者活。此其候也。

单诊总按不同

脉有单诊总按不同者，或单诊强，总按弱也；或单诊弱，总按强也；或单诊细，总按大也；或单诊大，总按细也。凡单按弱，总按强者，此必其脉弦滑，一指单按，气行自畅，无所搏激；三指总按，则所按之部位大，气行不畅，而搏激矣，此脉本强，而总按更强于单按也。单按强，总按弱者，此必其脉气本弱，但食指校①灵，单指按下校显，名②、中二指校木③，总按即不显其振指也，此脉本弱，而总按更弱于单按也。单按细，总按大者，是其脉体弦细，而两旁有晕也，总按指下部位大，而晕亦鼓而应指矣。单按大，总按细者，必其人血虚气燥，脉体细弱，而两旁之晕较盛也，食指灵而晕能应指，名、中二指木而

① 校（jiào 叫）：比较。
② 名：指名指，即无名指，下同。
③ 木：感觉不灵敏。

晕不能应指矣。更有单按浮，总按沉；单按沉，总按浮者，其浮即晕也。抑或脉体本弱，轻按气无所搏，力不能鼓，重按气乃搏鼓也。又有医者，操作用力，指尖动脉盛大，与所诊之脉气相击，而亦见盛大者。又有医者，久行久立，指头气满，皮肤膹起，因与脉力相隔，而不显者。此皆极琐细之处，前人所不屑言，而所关正非浅鲜①也。大抵单诊总按，而指下显判大小强弱之有余不足者，其有余总属假象，在无病之人，固为正气衰微，即有病之人，亦正气不能鼓载其邪，使邪气不能全露其形于指下，而微露此几希②也。当以正虚邪实例治之，固不得重于用攻，亦不得以为邪气轻微，专于用补也。即如总按大，单诊细者，其细多是指下梗梗如弦，起伏不大，其中气之怯弱可知。单诊大，总按细者，其细多是指下驶疾，累累似滑，是气力不足于上充，而勉强上争也，其中气之竭蹶③，更可知矣。强弱亦如是也，总是禀赋薄弱，或劳倦内伤，或久病气血困惫，胸中窄狭，动作乏力，乃多见之，是因虚生实，清浊混处，气郁不舒之象也。

脉有两侧

《脉要精微论》曰：尺内两傍，则季胁也。尺外以候肾，尺里以候腹。中附上，左外以候肝，内以候膈；右外以候胃，内以候脾。上附上，右外以候肺，内以候胸中；左外

---

① 鲜：轻微。
② 几希：一丁点儿。
③ 蹶（jué 绝）：竭尽，枯竭。

以候心，内以候膻中。王冰云：两傍，两尺外侧也。李中梓曰：内外二字，诸家皆说两侧，此必脉形扁阔，或有两条，否则于义不通矣。观易卦六爻，自下而上，上三爻为外卦，下三爻为内卦，则上下之为内外，不昭然乎！故内者，每部之后半部也；外者，每部之前半部也。李氏之解经，诚新颖矣。然脉实有两侧诊法，非扁阔与两条之谓也。凡指平按脉上，其形如此；及侧指于内侧拍之，而其形如彼；及侧指于外侧拍之，而其形又如彼矣。此可以脉之缓急滑涩，察病之虚实寒热，内侧主里，外侧主表，只可取以与正脉合参，不能专恃此以决病，亦不能如正脉之分二十八脉，各有主病也。每诊正脉微弱，侧诊弦而兼滑，则知有痰饮矣。其微弱乃气虚，又为痰饮所困耳。又如外侧见弦，内侧见滑，便是表寒里热，与浮、弦、沉、滑同断，余仿此。顷读《韩氏医通》有云：左寸指法，按如六菽之重。在指顶为阴，属心；在指节为阳，属小肠，余部仿此。此即两侧诊法也。但不言侧指内，侧指外，而言指顶指节，似从正面平按，未免蹈李氏扁阔两条之诮[1]耳。

脉 有 头 本

《内经》曰：脉之动也，阳气前至，阴气后至。《辨脉》曰：脉来头小本大者，名曰覆，病在表也。上微头小者，则汗出；下微本大者，则为关格不通，不得尿。盖脉之来也，自筋骨之分，而上于皮肤之际，乍击于指，此阳气之前至

---

① 诮：责备。

也，谓之头；既应于指，而脉尚未去，横度指下，此阴气之后至也，谓之本。有来之初势有力，而旋即衰弱，不见脉气之横趋者，此头大本小也；有来之初势不甚有力，而旋见脉气涌涌续上者，此头小本大也。《脉如》曰：动前脉盛，气有余；动前脉衰，气不足。应后脉盛，血有余；应后脉衰，血不足，此正与头本之义相发明。故头本者，就脉来之际分前后，以别阴阳气血，非谓来为头，去为本也；旧说有指为寸尺，指为浮沉者，皆未合云。

脉有动摇

此所谓动摇，是脉之本象，非如紧脉之因病而见也。扁鹊曰：少阳之脉，动摇六分，正月二月王[1]；太阳之脉，动摇九分，三月四月王；阳明之脉，动摇三分，其至跳，五月六月王；少阴之脉，动摇六分，七月八月王；太阴之脉，动摇九分，九月十月王；厥阴之脉，动摇三分，十一月十二月王。此动摇之本于自然者也。夫常脉之动摇，人人所共有，亦人人所必有，必有动摇，而后见其气来之盛也。须于指下脉来应指初回之际细审之，自见矣。泰西[2]有审脉表，凡脉之起，而将落未落旋转之际，必有振撼之迹，此气之嘘力大盛，与吸力两相激荡之势也。若紧脉，热为寒束，其动摇，即在脉势初起之始，乃热力与寒相搏，脉形挺亘，故动摇之势益显，世遂以动摇专属之紧

① 王：同"旺"。
② 泰西：旧泛指西方国家。

矣。更有湿热痰盛，气郁而摇者，气不畅也；有肾热内沸，气喘而摇者，气不静也；有命火脱泄，气怯而摇者，气已无根，如人之力弱而举重也。

脉 有 俯 仰

平人之脉，寸浮尺沉，关脉在中，诊时，食指略轻，名指略重，此常法也。若所谓俯仰者，或寸沉尺浮，是前俯后仰也；或寸更浮，尺更沉，是前仰后俯也，此三部之俯仰也。又有一部二部，前后相为俯仰，此皆常有之事。《脉经》曰：从少阴斜至太阳者，阴维也<small>尺沉寸浮</small>，动苦肌肉痹痒，僵仆羊鸣，手足相引，甚者失音不能言；从少阳斜至厥阴者，阴维也<small>尺浮寸沉</small>，动苦癫痫，肌肉淫痹，汗出恶风，此前后俯仰之专脉也。二维有病，即见其脉，其实寻常诊脉，多用此法，以审气之升降强弱，奚必二维哉？又《内经》阴阳结斜，多阴少阳，其义亦可通，此谓尺寸脉紧涩而倾斜，前仰后俯，浮少沉多，所谓肝肾并沉为石水也。扁鹊曰：不俯不仰，不低不昂，此为平脉，此俯仰二字所本也。

脉有内曲外曲

《脉要精微论》曰：推而外之，内而不外，有心腹积也；推而内之，外而不内，身有热也。所谓外者，脉外近臂前廉，手阳明大肠脉之部也；所谓内者，脉内近大筋，手厥阴心包脉之部也。是脉形之弓曲，或外赢①，或内朒②也。寒结之则脉形内曲，热鼓之则脉形外曲，与小儿诊三关脉纹内外之法，其义同。《阴阳别论》曰：阴阳结斜，多阴少阳，曰石水，少腹肿。向来注者，罔③知斜曲之义。夫结者，坚而涩也；斜者，如弓之曲也；多阴少阳者，谓其斜之弓曲向内，近于少阴，而远于阳明也；石水、少腹肿，是为单腹胀，即心腹寒积之类也。张石顽诊赵明远曰：左手三部，弦大而坚，从人迎斜内向寸，是为三阳经满溢入阳维之脉也，当有颠仆不仁之虞。所谓斜内向寸者，必先外越，乃折而内向上寸也。三阳满溢，即《内经》身热之类也。《脉经》曰：从尺邪入阳明者，大风寒热也大风厉风，亦曰寒热，详见风论。邪入少阴者，女子漏下赤白，男子溺血，阴痿不起，引少腹疼，是正气虚则内曲，邪气实则外曲也。扁鹊脉法曰：外句④者，久澼也；内卷者，十日以还，是又以内曲外曲，分食积之新久也。大抵脉之曲者，皆因于积，而又中气虚也。偏于热多则外撑，偏于寒多则内倚。尝诊一妇，病胃脘痛，过服泄气之剂，右脉内倚，藏于筋下，左手弦劲，问之曰左腹素有块也，用温元补中二剂，而脉复常。

---

① 赢（yíng 营）：有余。
② 朒（nǜ 衄）：不足，亏缺。
③ 罔（wǎng 网）：没有。
④ 句（gōu 勾）：同"勾"。弯曲。《礼记·月令》："句者毕出，萌者尽达。"

脉有无数细丝

此痰脉也。气过指下，似觉拖带黏涩，宛然中有无数细丝，此心包络与肺胃之有痰也，必有嘈杂恼怓，呼吸不利之证。若平人常见此脉，且兼洪弦，又贪厚味，多房室，身肥项短，时觉骨节不便，胸膈不舒，眼目少神，梦寐不安，久必有类中风证。此脉形势，介在滑涩之间，而实不可以滑涩名也。痰多气弱，故其形似滑，而其势甚涩也。王叔和以系水交驰为死脉，真阳尽，而脉中津液悉化为痰也。系水者，悬水多股，即无数细丝，其丝忽断忽续而不聚，故遂主死矣。又有风驰脉，其气冲指而过，如大风驰骤状，此血虚而痰火相搏也，宜补血化痰主之。

脉有变易无定

虚损久病，脉象早晚不一，时迟时数，时大时小，甚至起坐之间，举手换诊，亦有改变，此由元气不能自主，或痰饮尸注①所为。易思兰②曰：久病气虚，早晚脉同，虽危可疗。韩飞霞③曰：重大之病，一日三脉多变，难治；沉疴，日日脉不移，亦难治。《脉经》曰：左手寸口，乍大乍小，朝来浮大，暮夜沉伏，往来无常者，榆叶枯落而

---

① 尸注：中医病名。即肺结核，病程缓慢且相互传染。
② 易思兰：即易大艮。明末医家，字思兰，临川（今江西抚州）人。著《易氏医案》一卷。案末附自创方11首。收入《医林指月》。
③ 韩飞霞：明代医家。字天爵，号飞霞道人，四川泸州人。少为诸生，因屡试不第，乃改习医，著有《韩氏医通》一书。

死。慎柔①曰：痨瘵脉，酉戌时洪盛，寅卯时细弱者，阳气虚陷也，忌用苦寒，当助阳以复其寅卯之位，微加泻阴火而已，此皆虚劳鬼疰②之类。此外更见有两种：一种妇人，初孕一二月内脉来忽大忽小，忽如病危，忽如无病，其证亦时而逼急欲死，时而舒畅如常也；一种血虚内燥之体，火灼于内，湿闭于外，阴阳升降失度，腠理开合不时，心常懊恼，身常瘾疹，上下往来，游移无定，其脉或寸大尺小，或寸小尺大，或左盛右弱，或右盛左弱，长短浮沉，逐日变易，连日诊之，无一同象。凡遇此脉，即宜细心察神审证，或是燥火内燔，或已尸气内伏，一当养阴宣阳，一当理血杀虫也。大抵脉象无定，在困病，为阴阳之不交；在平人，为血气之不和，当求所以不交不和之故而治之。

脉有起伏中途变易

旧说脉之浮沉不同者，不过浮大沉小，浮小沉大，浮滑沉涩，浮涩沉滑而已。未有于起伏之间，察其中途变易者也。近来诊视，曾见有两种脉。一种其气之初起，自沉分而至于中也，滑而踊跃有势；及至中分，忽然衰弱无力，缓缓而上至于浮，形如泥浆；其返也，亦自浮缓缓而下于中，由中至沉滑而有势，轻按重按，指下总是如此。

---

① 慎柔：即明末医家胡慎柔。法名释住想，毗陵（今江苏常州）人。著有《慎柔五书》。

② 鬼疰（zhù 住）：病名。突发心腹刺痛，甚或闷绝倒地，并能传染他人的病证。

其证身体困倦，终日昏迷，似寐非寐，心中惊惕，恶闻人声，目畏光明，面带微热，四肢微冷，不饥不欲食，但口渴索饮不止。此卫湿营热，风燥在肺，痰热在胃也。身中伏有湿邪，而又吸受亢燥之新邪也。以防风、藁本通卫阳，驱表湿；紫菀、白薇、杏仁、菱皮，宣泄肺中浊气；焦楂、竹茹、煅石膏、煅瓦楞子，降涤胃中热痰；兼以白芍清肝，天竺黄清心，而神清气爽，身健胃开矣。一种脉气正与此相反，其初起自沉而中也，艰涩少力；由中而浮也，躁疾如跃；其返也，亦由浮而疾下于中，由中而沉，迟弱无势，轻按重按，指下总是如此。其人嗜好洋烟，饮食不强，阴痿不起，此表分无病而里有痰饮，又上虚热、下虚寒也，治法当疏中温下。此二脉者，皆古书所未言也，岂真古人未见此脉哉？见之而词不能达，徒以浮滑沉涩、浮数沉迟了之，不知浮沉之间，迟数不能有二，滑涩各自不同，与此之起伏中变者迥别也。故凡著医案，于脉证曲折处，必不惮①反复摩绘②，方能开发后学也。

外 诊 撮 要

外诊繁矣。以面色、目色、舌苔三者为大纲。兹撮其有关生死要诊者著于篇，欲睹其详，有拙著《外诊简摩》在。

目色主五脏，面色主六腑，舌苔主辨表里寒热，血气存亡者也。前人分气与色为二，又分光与色为二，其说甚精，具在《外诊简摩》中。《灵枢·五色篇》论面色有所

① 惮（dàn 但）：畏难，怕麻烦。
② 摩绘：研究，切磋。

起所向，凡色起处，必紧而深厚；所向处，必渐浅而锐。故曰：上锐首空上向，下锐下向。察其起于何部，便知病起何脏；所向何部，便知病入何脏。以此参考病证，决其吉凶。

凡察面色，以初见而乍视之为准，又须兼正面侧面并看之，须知粗老与枯燥不同，明润与浮焰不同。大抵面色不怕浓浊，而怕夭薄；不怕满面，而怕一线。

凡察面色，以初起如粟如珠如丝者为真，又须察其色深连肉里。若满面滞晦者，气也，光也，虽甚枯暗，常主病而不主死，以其肉里色犹润焉。

脉有真脏，色亦有真脏，凡黄色深重，如土堆于皮面，或绕眉目，或绕颧鼻，或绕唇口，皆大凶。

鬓前两太阳下及耳前为福德部。忽滞晦者，将病也；常滞晦者，肾与膀胱阳气不足也；又主身世偃蹇①。忽明而浮焰者，凶也；渐明者，久病将愈也；常明者，主康强安乐；常赤者，主有血分燥热病，又主劳碌风波。又两鬓匀圆，性情宽厚有福；细长下垂，多机心也。

面色以天中为主，赤色黑色为最忌。若见如粟如豆，即凶。他部有色应之，其祸更速。孕妇赤色，主产厄，平人男妇，并主兵厄火厄。

面目色，宜相生，忌相克，病人面色生目色，其愈速；目色生面色，其愈迟；目色克面色，其死迟；面色克目色，其死速。凡病日加剧，而面色愈见光焰，目光愈似

---

① 偃蹇（yǎn jiǎn 眼睑）：困顿。

有神，胜于平日者凶。面色散漫，主病而已，若入窍为入门户井灶，主凶。《千金方》言之甚详，入窍者，即入眉目鼻孔口吻也。凡面色两部色并起，渐见相连者凶。

凡久患湿痰困重人，脾湿肝郁，山根下多见一横道滞暗，若内含微赤者，伏热也，色虽深重，不死；旁连目胞下及两颧，即凶。

凡绕鼻准两迎香紫黯，而鼻准、两颧与唇，俱光浮似肿者，下体有杨梅疮也，不治。

凡面色起于内部而外行者，内部渐开，主病散，故满面色虽恶，而印堂、山根、鼻准明润深厚者，虽困无危。起于外部而内行者，主病深，为凶；自下上行过颧，自上下行过目，皆凶。又《内经》谓：男子左为逆，右①为从；女子右为逆，左为从。

凡察目，旧以四白为忌，其实不然，久病胞肉消瘦，能无露白乎？当以黑睛为主，瞳人②紧敛，边际分明，神光内涵者，寿相也，虽困无危。瞳人暴大及缩小，边际散漫，神光昏浊皆忌；小儿初生，瞳人宽大者夭。白睛黄者，湿热也；青睛黄者，湿热甚也，亦主血虚；黑睛黄者，肾虚也；黄甚者，皆为疸。瘰疬痈疽有赤脉贯瞳子，不治；平人白睛，常多赤脉者，主有大风波。天中及两眉两颧，有赤色应之，即发。

凡察舌，须分舌苔、舌质。舌苔虽恶，舌质如常，胃

---

① 右：原作"左"，据《素问·玉版论要》改。
② 瞳人：即"瞳仁"。

气浊恶而已，苔从舌里生出，刮之不能全净者，气血尚能交纽，为有根也。

　　凡舌苔，以匀薄有根为吉。白而厚者，湿中有热也。忽厚忽薄者，在轻病，为肺气有权；在困病，为肾气将熄。边厚中薄或中道无苔者，阴虚血虚也。中道一线深陷，极窄如隙者，胃痿也。舌根高起，累累如豆，中路人字纹深广者，胃有积也。舌上星点，赤而鼓起者，胃热也，在两旁主肝热，在尖主心热；淡而陷下者，胃虚也，在小儿为有滞有虫。望似有苔，一刮即净，全无苔迹者，血虚也；一片厚苔，或黄或白，如湿粉所涂，两边不能渐匀渐薄者，胃绝也。

　　黑苔者，血瘀也；灰苔者，血瘀而夹痰水也。妇人伤寒时病，最易生黑苔，不得遽①以为凶。旧法：黑苔以芒刺、燥烈，湿润、细腻分寒热。历诊瘀血苔黑，虽内热，而不遽起刺。有烟瘾人，苔易燥刺，而非必内有真热，不过肺胃津伤耳。凡见灰、黑二苔，总宜兼用行血，其证寒热甚者，必神昏谵语；无寒热者，必胸肋有一块结热，内烦而夜不安眠也。若僵缩言语不利，或身重不能转侧，及一边不能眠，乃凶。

　　舌枯晦而起刺者，血燥热极也。虽结黑壳，犹有生者；光平如镜，乃凶。亦有平人，胃中夙有冷痰瘀血，舌上常见一块，光平如镜，临诊宜详问之。又凡有痞积及心胃气疼者，病时舌苔多见怪异，妇科尤甚。

---

　　① 遽（jù 巨）：就。

凡久病，齿光无垢者凶。齿枯黄，似垢非垢，或虽有垢，而一刷即净而全无者，皆肾气将绝也。唇青，黯淡无华也；人中满，宽纵不能起棱也；唇吻反，两吻下垂，如弓反也。凡察耳，宜与面目同色，若不同者，视其好恶，辨其生克以决之。耳轮忽枯如尘垢者，凶也；平人面色苍润，而耳轮常焦黑而不枯者，反为肾气充实之相。

凡身瘦肉削，而筋与骨紧附，皮与肉紧着者，及皮肤虽枯燥白屑，而未跌结起粟者，无虑也。若筋骨相离，皮肉相离，宽纵如颓囊①者；皮上如麻豆累手，身虽热无汗，但背心、心窝、额上、准上有汗者；手掌、食指、大指后露骨者；目胞四围深陷如削者；项后大筋正中深陷如坑者，并大忌之。大筋两旁陷者，常也，正中不陷，无妨。盖肌肉脂膏消瘦可也，筋络腠理枯缩废弛不可也。形养于血，色生于血，病重血浊，病久血虚，形色相应，常也；血乱血散，血枯血死，形色不相应，非常之变也。

---

① 颓囊：塌陷的球囊。

校注后记

一、作者生平与著作考证

《重订诊家直诀》作者为晚清著名医学家周学海（1856—1906）。周学海，字澄之，安徽建德（今安徽东至县）人。周氏自幼习儒，早年潜心于儒学，在光绪十八年（1892）中进士，任补内阁中书，又出任浙江候补道。周氏中年以后积劳多病，因时医每至束手，乃发奋专攻医学。《清史稿·周学海传》对其评价曰："潜心医学，论脉尤详，著《脉义简摩》《脉简补义》《诊家直诀》《辨脉平脉章句》。引申旧说，参以实验，多心得之言。博览群籍，实事求是，不取依话附会。慕宋人之善悟，故于史堪、张元素、刘完素、滑寿及近世叶桂诸家书，皆有评注。自言于清一代名医，服膺张璐、叶桂两家。证治每取璐说，盖其学颇与相近。宦游江、淮间，时为人疗治，常病不异人，遇疑难，辄有奇效。"

周氏著作相当丰富，所著医书有《脉义简摩》《脉简补义》《诊家直诀》《辨脉平脉章句》《形色外诊简摩》《伤寒补例》《读医随笔》《重订诊家直诀》《内经评文》共9种，60卷；评注医书有滑伯仁《诊家枢要》、张洁古《脏腑标本药式》、朱丹溪《金匮钩元》、刘河间《三消论》、叶天士《温热论》《幼科要略》《叶案名医篇存真》、马元仪《印机草》、史堪《评注史载之方》、胡慎柔《慎柔五书》、韩懋《韩氏医通》共11种，21卷；校刻医书有《神农本草经》孙氏问经堂本、缪仲淳《本草经疏》、王叔和《脉经》、戴起宗《脉诀刊误集解》、滑伯仁《增辑难经本义》、华佗《中藏经》《内照法》、巢元方《诸病源候论》、朱丹溪《脉因证治》、钱乙《小儿药证直诀》、阎季忠《阎氏小儿方论》、董汲《小儿斑疹备急方论》共12种，114卷；合计达32种195卷之多。

二、《重订诊家直诀》的成书背景及著述起因

清代朴学兴起，考据之风盛行，清儒用考据的方法，从文字、音韵、训诂、校勘的角度研究古籍，考证古义，取得了很大成绩。乾嘉后期，一些学者把精力投向以《内经》为代表的中医古籍，并对此进行了专门的研究，使古医经的本义大白于世。受其影响，周氏也仿用考据方法，对中医古籍进行了大规模的整理研究。光绪十七年辛卯（1891），周学海据宋元刻本、藏家秘籍，校勘精审古医书12种付梓，以饷后学。其后，他又陆续评注史堪、张元素、刘完素、滑寿、叶桂等名医著作。周氏学术思想不仅贯穿于其校勘古书当中，并且集中地体现在《读医随笔》《脉学四种》等专著之中，他对中医经典原著的整理研究，为中医诊断学的发展做出了不可磨灭的贡献。

周学海于《重订诊家直诀》序言中曰："拙著《脉义简摩》《脉简补义》《诊家直诀》《辨脉平脉章句》，凡四种，都十二卷，博采百家，参以己说，名虽四种，义实相承，卷帙既繁，脉络难贯，专取一种，又苦弗完，兹特撮

其要者，简之又简，别为此编，名曰《重订诊家直诀》。"
该书是周氏系统抒发个人观点心得体会之作，其内容皆与
诊断有关，言简意赅，由浅入深，实为习医之门径书。

三、版本调查情况及研究用版本

（一）版本流传系统

通过《中国中医古籍总目》《中国图书联合目录》等
现有目录学著作、网络资源检索及国内各图书馆实地考察
得知，《重订诊家直诀》无单行版，收于各丛书中。现存
版本可分为以下几个系统。

1.《周氏医学丛书》版本系统

（1）清宣统二年庚戌（1910）建德福慧双修馆刻本
《周氏医学丛书》第三集。版本特点：正文半页 11 行，行
21 字，栏框四周双边。版心白口，单鱼尾，其上记书名，
下为卷数，再下方刻有页数。

（2）1936 年建德周学熙（周学海之弟）据清宣统二
年（1910）周氏福慧双修馆刻本影印本《周氏医学丛书》。
版本特点：影印本首页为"清史列传"记载周学海事迹；
次页有周学熙影印《周氏医学丛书》序。

2.《中国医学大成》版本系统

曹炳章辑 1936～1937 年上海大东书局出版的《中国
医学大成》第三集铅印本。

从我们的研究发现，《重订诊家直诀》自刊刻以来无
单行本，且后世校注者不多。

（二）本次校注采用的版本

1. 底本

笔者搜集到的版本系统中，以清朝宣统二年庚戌（1910）建德福慧双修馆刻本《周氏医学丛书》本为优，该本是现存最早的本子，亦是初刻本，是其他本的祖本，刻工精细，版本整洁，字迹清晰，墨色均匀，具备了底本的"早""足""精"的三个条件，故以该本为此次校注的底本。

2. 主校本

选择曹炳章辑 1936～1937 年上海大东书局出版的《中国医学大成》铅印本为主校本。该本为最早的校勘本，校勘质量尚可，距初刻本时代尚未久远。

3. 他校本

以本书所引著作之通行本为他校本。

四、《重订诊家直诀》的内容与学术思想

（一）基本内容

《重订诊家直诀》是周学海在其早期著作《脉学四种》和《外诊简摩》的基础上删繁就简而成的，是周学海学术思想的重要反映，集中体现了周氏的诊断学思想，尤其是脉学思想。本书分上、下两卷，其中上卷分指法总义、二十四象会通、八法总义、位数形势和微甚兼独；下卷分独取寸口本义、三关脉体通考、气血形势直解、左右表里直解、说神、辨止、初诊久按不同、单诊总按不同、脉有两

侧、脉有头本、脉有动摇、脉有俯仰、脉有内曲外曲、脉有无数细丝、脉有变易无定、脉有起伏中途变易和外诊撮要，共22篇。

（二）学术思想

1. 脉诊以"位数形势，微甚兼独"为纲

脉诊是中医学特有的诊断技术，其临床地位尤为重要。脉象理论起源于《内经》，系统归纳于《脉经》的24脉，在此基础上，历代皆有所增删，形成27脉、28脉、32脉不等。为了达到简明切用而又执简驭繁的目的，历代医家提出了许多诊脉的纲领。如东汉张仲景在《伤寒论·辨脉法》中提出"大浮数动滑为阳，沉涩弱弦微为阴"的阴阳脉纲；元代滑寿在《诊家枢要》中提出以"浮沉迟数滑涩"六脉为纲；明代李时珍在《濒湖脉学·四言举要》中提出以"浮沉迟数"为纲；明代卢之颐以十则为纲，包括大小迟数滑涩长短十类脉；明代李延昰在《脉诀汇辨》中论及脉象的纲领时说："若以愚论之，不出表里寒热虚实六字之辨"；清代陈修园在《医学实在易》中提出以"浮沉迟数长短细大"为纲。周学海在总结前人脉学纲目的基础上，创造性地提出以"位数形势，微甚兼独"八字作为诊脉的纲领。笔者认为周氏之纲领全面系统地总结了构成脉象的诸种要素，有利于后学者执简驭繁，准确地把握诸种脉象与证候的关系，堪称历代纲领之最佳者之一。周氏精辟地阐述八纲内容为："位者，浮、沉、尺、寸也；数者，迟、数、促、结也；形者，长、短、广、狭、厚、

薄、粗、细、刚、柔，犹算学家之有线、面、体也；势者，敛、舒、伸、缩、进、退、起、伏之有盛衰也。"再审其"独见一脉耶，兼见何脉耶"。也就是说，脉象由位、数、形、势四要素构成。而各种单脉组合不同而为兼合脉，而单、兼脉便组成了各种各样的脉象。可用位、数、形、势、兼、独六字将各种脉象分类归纳，无有遗漏。周氏又曰："微甚兼独者，变脉之提纲，即体察形势之权衡也。凡物之轻重也，非特极轻极重之并处也，必有微轻微重者介乎其间，故微甚不可不知也。""位、数、形、势、兼、独"包括了临床上诸脉象，而诸脉象便反映了疾病的内在机制，是诊断上的定性标志。"微、甚"二字，是在脉象鉴别定性诊断的基础上，又进行了定量分析，有利于审定病机，也应列为脉学纲领。另外，历代脉书皆以诸脉主病为其主要内容，而周氏则认为同一脉象的轻重主次不同，便有主病和判定预后的不同。比如在复合脉中兼合的几种单脉有轻重主次之分，主病亦异；同一脉中起伏之幅度缓急程度不同，病机也不同，此为诊脉之灵机活法，犹如方剂中药物的剂量变化，是历来中医不传之秘。

2. 注重并发明新指法

脉诊是依靠医者手指的敏感触觉来感受两手寸、关、尺表现的细微差异，从而来判别阴阳、虚实，作出诊断，进而正确施治。故历代医家均对指法十分注重。指法是对医者诊脉时三指运动规律的总结，前人丰富的脉诊经验都融汇在指法之中，故有"看脉惟在指法之巧"一说。周学海在书中除描写了基本指法以外，还详细地叙述了特定指法的特定应用，对现代习医者颇有指导意义。如周氏曰："曰举按，以诊高深也；曰上下，以诊长短也；曰寻推，以诊广狭厚薄曲直也；曰初持久按，以诊迟数滑涩止代也；曰单持总按，以诊去来断续也。"书中还提到了侧指法、挽指法的使用，认为："病者气口处骨肉不平，须用侧指法；病者不能平臂而侧置，须用挽指法。俯仰者，三指轻重相畸也；辗转者，一指左右相倾也"。周氏称举按并用的指法为"操纵指法"，用以诊察脉中"根气之强弱"。书中关于侧诊法描述道："然脉实有两侧诊法，非扁阔与两条之谓也。凡指平按脉上，其形如此；及侧指于内侧拍之，而其形如彼；及侧指于外侧拍之，而其形又如彼矣"，"每诊正脉微弱，侧诊弦而兼滑，则知有痰饮矣。其微弱乃气虚，又为痰饮所困耳。又如外侧见弦，内侧见滑，便是表寒里热，与浮、弦、沉、滑同断"。此处的侧诊法与平按法结合，扩大了诊脉范围，有助于对复杂病机的判断，从而使辨证施治更加准确。本书还提到推移指法。"推而外之""推而内之""推而上之""推而下之"的描述是对《内经》脉诊指法的具体应用，意在诊断病位。此外还有"一指直压法"是将食指直压三关。此两法皆是为了防止遗漏脉象部位而设，后者常在儿科应用，具有临床价值。

3. 注重诊脉次序，以察势为要

周氏创造性地提出了以"位数形势，微甚兼独"八字纲领作为诊脉的纲领，并认为在诊脉的时候应该按照这八字的顺序诊脉，反复推敲，就能探察出脉的真相，进而可知病在气分还是在血分。如周氏曰："指到脉上，即心先拟其脉，浮耶、沉耶，在寸、在尺耶；继存其息，迟耶、数耶；继察其体，长耶、短耶，虚耶、实耶，滑耶、涩耶，审此三者，指下必已有定象。即就定象上，揣其微耶、甚耶，独见一脉耶，兼见何脉耶，至此而象更定矣。"同时周氏还认为诊脉以察来、去之势，即观察脉搏起伏跳停的态势为最要，因为它代表人身阴阳气机升降嘘吸之机。初学者在诊脉之时往往不知从何下手，心中茫然，指下模糊，更不要说去据脉分析病机、病情了。周氏创制的诊脉步骤示后学者以轨范，有利于初学者掌握脉学要领，分析脉象。笔者认为只要按此步骤学习诊脉，可以执简驭繁、纲举目张，再加以时日，脉学必大有进步。

4. 脉形以诊血分，脉势以诊气分

周氏认为，通过对脉形和脉势的诊察可以了解气血的病变情况。他指出："挺亘于指下而静者，形也，血之端倪也；起伏于指下而动者，势也，气之征兆也。"并指出："脉之行也，以息往来，其动则气也，其管则血之质也。病在气分，候动之势；病在血分，候脉之形。"当然，"血病即当累气，故候形者必兼审势；气病久乃累血，故察势者不必泥形"。周氏进而指出先诊脉形，后辨其脉气，"是故人之诊脉也，指到脉上，先察其形之粗、细、硬、软，再审其气之至也。"本书这一观点颇有创见。气血是形成脉的机理。脉就是血脉，赖血以充盈，靠气以鼓荡。脉象的诸多变化，也都是气血变化的反映。气为阳，血为阴，气血的变化也就是阴阳的变化。症状相似，脉形相同，但脉势不同，其治法不同。如劳倦内伤，气弱血虚，阳浮外越引起的肌热面赤，烦渴欲饮，脉洪大而虚；阳明气分热盛的壮热面赤，烦渴欲饮，脉洪大而有力。此二种证候，症状、脉形相同，但脉势不同，一有力，一无力，其治法亦有别，前种情况当补虚以当归养血汤，后种情况当泻实以白虎汤。

综上所述，周学海所提出的"位数形势、微甚兼独"八字脉诊纲领，尽赅脉象构成诸要素，全面而系统，既不像阴阳脉纲那样过于宽泛，又不像"浮沉迟数虚实"六纲脉那样过于具体而局限，涵盖不广。周氏既注重脉象轻重程度的区别，又为脉象定性、定量，利于临床全面审定病机判定预后，可以说达到了既简明切用又执简驭繁的目的，正如张寿颐所评价的："以位、数、形、势四字定脉之体，更纬以微、甚、兼、独四字，尽脉之用，确已动静不居，周流六虚，合迹象神化，而尽融合贯通之妙矣！脱尽前人辨别形状之旧说，而悉以诸神化为主，以审气血之盈虚消长，识见固属高超，论理亦最精细，不可不谓是脉学中之上乘禅。"（《张山雷医集·脉学正义》）

总 书 目

医　　经

内经博议

内经提要

内经精要

医经津渡

素灵微蕴

难经直解

内经评文灵枢

内经评文素问

内经素问校证

灵素节要浅注

素问灵枢类纂约注

清儒《内经》校记五种

勿听子俗解八十一难经

黄帝内经素问详注直讲全集

基础理论

运气商

运气易览

医学寻源

医学阶梯

医学辨正

病机纂要

脏腑性鉴

校注病机赋

内经运气病释

松菊堂医学溯源

脏腑证治图说人镜经

脏腑图书症治要言合璧

伤寒金匮

伤寒考

伤寒大白

伤寒分经

伤寒正宗

伤寒寻源

伤寒折衷

伤寒经注

伤寒指归

伤寒指掌

伤寒选录

伤寒绪论

伤寒源流

伤寒撮要

伤寒缵论

医宗承启

桑韩笔语

伤寒正医录

伤寒全生集

伤寒论证辨

伤寒论纲目

伤寒论直解

I

伤寒论类方　　　　　　　脉义简摩

伤寒论特解　　　　　　　脉诀汇辨

伤寒论集注（徐赤）　　　脉学辑要

伤寒论集注（熊寿试）　　脉经直指

伤寒微旨论　　　　　　　脉理正义

伤寒溯源集　　　　　　　脉理存真

订正医圣全集　　　　　　脉理宗经

伤寒启蒙集稿　　　　　　脉镜须知

伤寒尚论辨似　　　　　　察病指南

伤寒兼证析义　　　　　　崔真人脉诀

张卿子伤寒论　　　　　　四诊脉鉴大全

金匮要略正义　　　　　　删注脉诀规正

金匮要略直解　　　　　　图注脉诀辨真

高注金匮要略　　　　　　脉诀刊误集解

伤寒论大方图解　　　　　重订诊家直诀

伤寒论辨证广注　　　　　人元脉影归指图说

伤寒活人指掌图　　　　　脉诀指掌病式图说

张仲景金匮要略　　　　　脉学注释汇参证治

伤寒六书纂要辨疑

伤寒六经辨证治法　　　## 针灸推拿

伤寒类书活人总括　　　　针灸节要

张仲景伤寒原文点精　　　针灸全生

伤寒活人指掌补注辨疑　　针灸逢源

诊　　法　　　　　　　备急灸法

脉微　　　　　　　　　　神灸经纶

玉函经　　　　　　　　　传悟灵济录

外诊法　　　　　　　　　小儿推拿广意

舌鉴辨正　　　　　　　　小儿推拿秘诀

医学辑要　　　　　　　　太乙神针心法

　　　　　　　　　　　　杨敬斋针灸全书

本　草

药征

药鉴

药镜

本草汇

本草便

法古录

食品集

上医本草

山居本草

长沙药解

本经经释

本经疏证

本草分经

本草正义

本草汇笺

本草汇纂

本草发明

本草发挥

本草约言

本草求原

本草明览

本草详节

本草洞诠

本草真诠

本草通玄

本草集要

本草辑要

本草纂要

药性提要

药征续编

药性纂要

药品化义

药理近考

食物本草

食鉴本草

炮炙全书

分类草药性

本经序疏要

本经续疏

本草经解要

青囊药性赋

分部本草妙用

本草二十四品

本草经疏辑要

本草乘雅半偈

生草药性备要

芷园臆草题药

类经证治本草

神农本草经赞

神农本经会通

神农本经校注

药性分类主治

艺林汇考饮食篇

本草纲目易知录

汤液本草经雅正

新刊药性要略大全

淑景堂改订注释寒热温平药性赋

用药珍珠囊　珍珠囊补遗药性赋

方　书

医便

卫生编

袖珍方

仁术便览

古方汇精

圣济总录

众妙仙方

李氏医鉴

医方丛话

医方约说

医方便览

乾坤生意

悬袖便方

救急易方

程氏释方

集古良方

摄生总论

摄生秘剖

辨症良方

活人心法（朱权）

卫生家宝方

见心斋药录

寿世简便集

医方大成论

医方考绳愆

鸡峰普济方

饲鹤亭集方

临症经验方

思济堂方书

济世碎金方

揣摩有得集

亟斋急应奇方

乾坤生意秘韫

简易普济良方

内外验方秘传

名方类证医书大全

新编南北经验医方大成

临证综合

医级

医悟

丹台玉案

玉机辨症

古今医诗

本草权度

弄丸心法

医林绳墨

医学碎金

医学粹精

医宗备要

医宗宝镜

医宗撮精

医经小学

医垒元戎

证治要义

松厓医径

扁鹊心书

素仙简要

慎斋遗书

折肱漫录

济众新编

丹溪心法附余

方氏脉症正宗

世医通变要法

医林绳墨大全

医林纂要探源

普济内外全书

医方一盘珠全集

医林口谱六治秘书

识病捷法

温　病

伤暑论

温证指归

瘟疫发源

医寄伏阴论

温热论笺正

温热病指南集

寒瘟条辨摘要

内　科

医镜

内科摘录

证因通考

解围元薮

燥气总论

医法征验录

医略十三篇

琅嬛青囊要

医林类证集要

林氏活人录汇编

罗太无口授三法

芷园素社痎疟论疏

女　科

广生编

仁寿镜

树蕙编

女科指掌

女科撮要

广嗣全诀

广嗣要语

广嗣须知

孕育玄机

妇科玉尺

妇科百辨

妇科良方

妇科备考

妇科宝案

妇科指归

求嗣指源

坤元是保

坤中之要

祈嗣真诠

种子心法

济阴近编

济阴宝筏

秘传女科

V

秘珍济阴　　　　　　　　　外科真诠

黄氏女科　　　　　　　　　枕藏外科

女科万金方　　　　　　　　外科明隐集

彤园妇人科　　　　　　　　外科集验方

女科百效全书　　　　　　　外证医案汇编

叶氏女科证治　　　　　　　外科百效全书

妇科秘兰全书　　　　　　　外科活人定本

宋氏女科撮要　　　　　　　外科秘授著要

茅氏女科秘方　　　　　　　疮疡经验全书

节斋公胎产医案　　　　　　外科心法真验指掌

秘传内府经验女科　　　　　片石居疡科治法辑要

儿　　科

婴儿论

幼科折衷

幼科指归

全幼心鉴

保婴全方

保婴撮要

活幼口议

活幼心书

小儿病源方论

幼科医学指南

痘疹活幼心法

新刻幼科百效全书

补要袖珍小儿方论

儿科推拿摘要辨症指南

外　　科

大河外科

伤　　科

正骨范

接骨全书

跌打大全

全身骨图考正

伤科方书六种

眼　　科

目经大成

目科捷径

眼科启明

眼科要旨

眼科阐微

眼科集成

眼科纂要

银海指南

明目神验方

银海精微补

医理折衷目科

证治准绳眼科

鸿飞集论眼科

眼科开光易简秘本

眼科正宗原机启微

咽喉口齿

咽喉论

咽喉秘集

喉科心法

喉科杓指

喉科枕秘

喉科秘钥

咽喉经验秘传

养　　生

易筋经

山居四要

寿世新编

厚生训纂

修龄要指

香奁润色

养生四要

养生类纂

神仙服饵

尊生要旨

黄庭内景五脏六腑补泻图

医案医话医论

纪恩录

胃气论

北行日记

李翁医记

两都医案

医案梦记

医源经旨

沈氏医案

易氏医按

高氏医案

温氏医案

鲁峰医案

赖氏脉案

瞻山医案

旧德堂医案

医论三十篇

医学穷源集

吴门治验录

沈芊绿医案

诊余举隅录

得心集医案

程原仲医案

心太平轩医案

东皋草堂医案

冰壑老人医案

芷园臆草存案

陆氏三世医验

罗谦甫治验案

临证医案笔记

丁授堂先生医案

张梦庐先生医案

养性轩临证医案

养新堂医论读本

祝茹穹先生医印

谦益斋外科医案

太医局诸科程文格

古今医家经论汇编

莲斋医意立斋案疏

医　　史

医学读书志

医学读书附志

综　　合

元汇医镜

平法寓言

寿芝医略

杏苑生春

医林正印

医法青篇

医学五则

医学汇函

医学集成

医学辩害

医经允中

医钞类编

证治合参

宝命真诠

活人心法（刘以仁）

家藏蒙筌

心印绀珠经

雪潭居医约

嵩厓尊生书

医书汇参辑成

罗氏会约医镜

罗浩医书二种

景岳全书发挥

新刊医学集成

寿身小补家藏

胡文焕医书三种

铁如意轩医书四种

脉药联珠药性食物考

汉阳叶氏丛刻医集二种